NOUVELLE MÉTHODE

DES

AMPUTATIONS

PAR LE Dr BAUDENS,

Officier de la Légion-d'honneur

Premier Mémoire,

AMPUTATION TIBIO-TARSIENNE

PARIS.

GERMER-BAILLIÈRE, LIBRAIRE-ÉDITEUR

RUE DE L'ÉCOLE-DE-MÉDECINE, 17.

LONDRES
H. Baillière, 219, Regent-street,

LYON
Savy, 48, quai des Célestins,

LEIPZIG
Brockhaus et Avenarius, Michelsen,

FLORENCE
Ricordi et Cie, libraires.

1842

NOUVELLE MÉTHODE

DES

AMPUTATIONS.

Imprimerie de Hennuyer et Turpin, rue Lemercier, 24, Batignolles.

NOUVELLE MÉTHODE

DES

AMPUTATIONS

PAR LE DR BAUDENS,

officier de la légion-d'honneur.

Premier Mémoire.

AMPUTATION TIBIO-TARSIENNE.

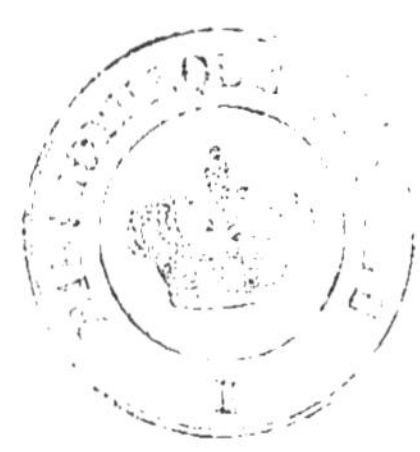

PARIS.

GERMER-BAILLIÈRE, LIBRAIRE-ÉDITEUR,

RUE DE L'ÉCOLE-DE-MÉDECINE, 17.

LONDRES,		**LYON,**
H. Baillière, 219, Regent street.		Savy, 48, quai des Célestins.
LEIPZIG,		**FLORENCE,**
Brockhaus et Avenarius, Michelsen.		Ricordi et Cie, libraires.

1842

TABLE DES MATIÈRES.

AMPUTATION

TIBIO-TARSIENNE.

Il y a plus de dix-huit mois que j'ai pratiqué, à l'hôpital militaire du Gros-Caillou, l'amputation tibio-tarsienne sur un soldat de la garnison de Paris, lequel, par suite d'une entorse chronique, était affecté d'une carie des os du tarse. Cette opération, faite dans des circonstances défavorables, comme on le verra plus bas, n'en a pas moins été couronnée d'un plein succès.

Envisagée au point de vue général de la chirurgie, l'amputation tibio-tarsienne rentre dans la loi commune qui prescrit de toujours conserver aux membres le plus de longueur possible. Et qu'on ne dise pas que les indications de cette opération se présentent rarement; cette objection serait à l'instant démentie par les hommes qui, placés à la tête des hôpitaux, savent qu'un très-grand nombre d'amputations de jambe reconnaissent pour cause des caries des os du tarse, dont la guérison ne nécessiterait rigoureusement que la perte du pied en totalité.

La possibilité de conserver la jambe en entier doit sourire, parce que, d'une part, plus on s'éloigne du tronc, moins sont épaisses les parties sur lesquelles le couteau doit avoir action; d'où il résulte une surface traumatique moins étendue, une réaction moins forte sur les grands centres de la vie, et une chance plus grande de guérison. D'une autre part, en conservant toute la longueur du levier représenté par la jambe, l'articulation tibio-fémorale reste dotée de toute la plénitude et de toute la liberté de ses fonctions. Quant à la perte du pied, il est si facile d'y suppléer par des moyens prothétiques, qu'elle peut être dissimulée au point de tromper l'œil le plus exercé; mais, soit respect des traditions séculaires, soit exagération de difficultés plus apparentes que réelles, on a fait bon marché des avantages que promettait l'amputation tibio-tarsienne.

Voici la marche que j'ai suivie dans ce chapitre : dans un coup d'œil historique et rétrospectif, je fais l'inventaire des documents que la science nous a légués jusqu'à ce jour concernant la désarticulation totale du pied; j'expose mon manuel opératoire pour cette opération; je trace ensuite l'histoire de mes opérés, et je termine par quelques considérations d'ensemble et comparatives.

CHAPITRE I.

HISTORIQUE.

Étudié au point de vue des amputations, le membre pelvien témoigne puissamment des efforts et du progrès de la chirurgie. Toutes les parties qui constituent cet appendice ont tour à tour été visitées par le couteau et la scie, à l'exception d'une seule; nous voulons parler de l'articulation tibio-tarsienne.

L'aspect heurté de la mortaise qu'elle représente, la force des saillies malléolaires, le défaut apparent, mais non réel des parties molles, les préjugés relatifs aux tendons, ont défendu cette brisure articulaire contre les empiétements de notre art, et le respect religieusement observé à son égard a donné plus d'une entorse au précepte, d'ailleurs si sage et si éminemment chirurgical, de toujours couper les membres le plus loin possible du tronc.

Hippocrate, dont le génie a sondé la science avec tant de profondeur et de précision, n'a pas manqué, il est vrai, de signaler cette articulation aux investigations chirurgicales; mais, disons-le franchement, depuis Hippocrate jusqu'à nos jours, les tentatives ont échoué complétement, et l'on n'est point encore parvenu à donner à cette opération ses lettres de naturalisation.

Voici comment Hippocrate s'exprime dans son livre

De Articulis, sect. IV : « *At resectiones ossium perfectæ circa articulos et in manu, et in tibiâ malleolos*, etc. »

D'après Sabatier (t. III, p. 335), F. de Hilden, après avoir exposé les avantages qu'il croit devoir résulter de l'amputation dans les articles, assure qu'il en a fait un fréquent usage : « *Idque frequentissimè expertus sum.* » Cette citation a été reproduite sans plus ample examen par la plupart des auteurs qui ont parlé de l'amputation tibio-tarsienne, et notamment par M. Begin, dans la dernière édition de ses *Éléments de Médecine opératoire*, t. II, p. 994. Nous sommes remontés à la source, et voici les nouveaux documents que nous avons puisés à la page 805 de l'ouvrage de F. de Hilden. Ce chirurgien pose d'abord la question des amputations dans la contiguité d'une manière générale : « *Liceatne membra sphacelo affecta in ipsâ articulatione amputare, necne?* » Il ajoute : « Beaucoup de chirurgiens se sont prononcés pour la négative; » et, après avoir fait savoir les motifs qu'ils allèguent en faveur de leur opinion, il avance que, quant à lui, il se range de l'avis des Guidon, Laurent, Joubert et de tant d'autres, qui sont d'une opinion opposée : « *Membrum in ipsâ articulatione minori cum difficultate et citra periculum amputari posse, idque sæpissimè expertus sum.* » Comme on le voit, F. de Hilden examine ici la question d'un point de vue général. *Idque sæpissimè expertus sum*, veut dire : « J'ai fait souvent des amputations dans les articles, » mais rien n'indique qu'il ait porté le couteau sur l'articulation tibio-tarsienne.

On pourrait, il est vrai, objecter aussi que rien jusqu'ici ne démontre que F. de Hilden n'ait pas fait cette désarticulation. Cette objection nous oblige à faire d'autres citations. Un peu plus loin, Fabrice ajoute : « *At hìc rursum pro partis affectæ differentiâ administranda operatio; nam si malum sit in pede aut tibiâ, incisio facienda circa poplitem, ut eo commodiùs aptetur ægro lignea tibia. Sin sphacelus poplitem superarit, in ipsâ genu articulatione incisio facienda veniet. Quòd si malum totum digitum occupaverit, ad metacarpum in ipsâ articulatione abscindendus est.* » La reproduction de ce chapitre ne peut plus laisser de doute. F. de Hilden ne conseille pas l'amputation dans l'articulation tibio-tarsienne, puisqu'il dit explicitement : « Je le répète encore une fois, selon la partie affectée, l'opération doit varier ; car si le mal siége au pied ou au tibia, l'incision doit être faite autour de la région poplitée, pour adapter plus facilement au membre amputé une jambe de bois : si le sphacèle dépasse la région poplitée, c'est dans l'articulation du genou même qu'il faudra amputer ; que si le mal a envahi tous les doigts, la désarticulation tombera dans l'articulation même du métacarpe.

Après avoir fait cette citation, Sabatier ajoute : « On trouve peu d'exemples de cette amputation, parce que sans doute on a jugé qu'il était plus à propos de couper la jambe à quelque distance du genou, pour donner aux malades la facilité de se servir d'une jambe de bois. » C'est du moins ce que l'on peut inférer de ce passage de Paré. « Je sais que le capitaine Le Clerc, étant sur un navire, eut un coup de canon qui lui emporta le pied un peu au-dessus de la cheville, de laquelle plaie il fut guéri ; mais quelque temps après, voyant

que sa jambe lui nuisait, la fit couper jusqu'à cinq
doigts près du genou, et maintenant se trouve mieux
à marcher qu'il ne faisait auparavant. »

J'ai cité en entier l'opinion de Paré rapportée par Sabatier à l'occasion de l'amputation tibio-tarsienne, afin
de la réfuter sur-le-champ en ce qui concerne le sujet
que nous traitons; et, en effet, puisque le coup de canon
avait emporté le pied un peu au-dessus des malléoles,
n'est-il pas évident que ce fait n'a aucun rapport avec
l'amputation tibio-tarsienne? Sabatier a fait ici une
erreur; l'objection soulevée ne serait tout au plus appli-
cable qu'à l'amputation au tiers inférieur de la jambe,
comme Solingem la pratiquait.

Du reste, Sabatier décrit le procédé opératoire sui-
vant, pour le cas où l'on voudrait recourir à cette amputation.

« On couperait les téguments autour et au-dessous
de la jointure, et après les avoir fait relever, on incise-
rait les ligaments latéraux du pied, en faisant glisser le
tranchant du couteau de bas en haut entre les deux
malléoles et l'astragale. Il serait ensuite facile de désar-
ticuler le pied, et d'achever le retranchement de cette
partie par la section des tendons et des portions de ligaments qui n'auraient pu être entamés. »

M. Velpeau, dans sa *Médecine opératoire*, publiée
en 1839, t. II, p. 499, indique le mode opératoire qui
suit :

Deux incisions en demi-lune, passant, l'une sur le
cou-de-pied, l'autre au-dessus du talon, à douze ou
quinze lignes en avant et en arrière de l'articulation, se
réunissant pour former une autre demi-lune de chaque

côté, à un pouce environ au-dessous des malléoles, en constitueraient le premier temps.

Après avoir fait retirer la peau, on diviserait les tendons extenseurs des orteils, des péroniers, du jambier antérieur, des muscles fléchisseurs du métatarse, le tendon d'Achille, les ligaments latéraux externes, latéral interne, antérieur postérieur, le plus près possible de l'articulation. Dès lors, l'astragale pourrait être séparé sans effort de la mortaise péronéo-tibiale, et être enlevé avec le reste du pied. Les moyens hémostatiques appliqués, je voudrais qu'on rapprochât les lèvres de la plaie d'avant en arrière, afin que ses angles renfermassent les pointes malléolaires. C'est pour atteindre ce but, que je propose d'inciser les téguments à quelque distance des malléoles et des échancrures articulaires, et non tout près, comme le veulent Brasdor et Sabatier.

Puisque nous venons de citer Brasdor, il est bon que nous sachions ce qu'il conseille au sujet de l'amputation tibio-tarsienne.

A la page 786, tome V, des *Mémoires de l'Académie de chirurgie*, voici ce qu'il dit : « La jambe étant tenue par un aide dans une situation horizontale, l'opérateur appliquera sa main gauche sur le dessus du pied, qu'il étendra ; il prendra le couteau...., le portera au-dessous de la malléole opposée, et le ramènera en le conduisant par-dessus le col du pied et au-dessous de l'autre malléole. Il sera nécessaire d'appuyer fortement pour couper en leur entier les ligaments qui attachent le pied aux malléoles, et toutes les parties molles qui se trouvent dans le trajet de cette section. Au-dessous des malléoles, le tranchant du couteau sera dirigé obliquement de bas en haut; l'opérateur, sans faire de violence, tendra peu à peu à luxer le pied du côté de la malléole au-dessous de laquelle il aura commencé l'incision.

L'articulation de l'astragale avec le cuboïde s'ouvre très-facilement; c'est à quoi il faudra prendre garde, parce que l'astragale étant détaché du cuboïde, est plus difficile à ôter de la cavité articulaire formée par les os de la jambe. Cette dernière opération une fois faite, il reste à couper le tendon d'Achille, et l'opération sera terminée.

L'indication de conserver de la peau pour recouvrir les faces articulaires mises à nu, n'a point lieu pour cette amputation. Comme elle représente une cavité, il faudrait que ce tégument, pour s'y enfoncer, se repliât par-dessous les bords, ce que l'on ne peut espérer. Cependant, les extrémités osseuses devant s'affaisser par la suite, on fera bien de porter le couteau un bon travers de doigt au-dessous des malléoles.

Nous l'entendons, un bon travers de doigt au-dessous des malléoles, tandis que Sabatier dit positivement : On couperait les téguments antérieurs au-dessous de la jointure. M. Velpeau a donc prêté à ces deux chirurgiens une opinion diamétralement opposée à celle qu'ils ont écrite, quand il dit plus haut :

« Je propose d'inciser les téguments à quelque distance, et non tout près, comme le veulent Sabatier et Brasdor, des malléoles et des échancrures articulaires. » Or, ceci posé, il résulte que les procédés opératoires de Brasdor, de Sabatier et de M. Velpeau, sont absolument les mêmes.

Cette revue historique pourra paraître un peu longue; nous tâcherons d'abréger, et notre tâche sera d'autant plus facile, que l'on ne s'est guère occupé de cette amputation qu'accidentellement. Néanmoins, comme nous avons à cœur de bien établir la priorité de notre procédé opératoire, qu'il nous soit permis de demander encore à quelques chirurgiens des plus célèbres leur opinion concernant l'amputation tibio-tarsienne.

Et d'abord, remarquons que Dupuytren n'en dit pas un seul mot, lui qui a traité à fond la question des amputations dans ses immortelles leçons de clinique. Sir Astley Cooper garde le même silence. Samuel Cooper (*Dictionnaire de chirurgie pratique*, p. 96) a écrit trois lignes sur cette amputation. Il est inutile, dit-il, d'exposer dans cet ouvrage la manière d'amputer l'articulation tibio-tarsienne; cette opération ne sera jamais adoptée généralement. Rossi (*Eléments de médecine opératoire*, t. II), dont les écrits d'ailleurs inspirent peu de foi, s'exprime ainsi qu'il suit :

« J'ai exécuté avec un heureux succès cette extirpation, en coupant les parties molles avec deux ligatures placées une de chaque côté, faisant pour cela entrer deux fils dans le centre de l'articulation, de la partie antérieure à la postérieure, avec une sonde, en cas de carie des os du tarse. »

Rossi ne dit pas un mot des phénomènes qui ont signalé cette opération avant, pendant et après. Combien de temps la guérison s'est-elle maintenue? L'amputé a-t-il pu marcher en appuyant sur le moignon; et, dans ce cas, de quel moyen prothétique a-t-il fait usage? Sur tous ces faits intéressants, rien, absolument rien. A la page 229, il se contente d'ajouter ces mots : « Tout ce qu'on a dit dans l'article précédent (amputation tibio-fémorale), doit s'entendre répété pour l'extirpation du pied avec la jambe. Cette opération devra se faire pour les mêmes causes, dans les mêmes circonstances et avec les mêmes précautions, conservant deux lambeaux de téguments au moyen desquels on couvre l'extrémité des os de la jambe. »

Voici maintenant l'opinion de Petrunti (t. II, p. 391, Naples, 1822) : « La désarticulation du pied ne se pratique jamais, au dire de Richerand, parce que la surface inégale de l'articulation et la proéminence des deux malléoles rendent difficile et presque impossible la cicatrisation; d'ailleurs le malade ne pourrait jamais s'appuyer sur cette extrémité. » Tel est aussi l'avis des auteurs du *Dictionnaire des sciences médicales* : à moins que la gangrène ne soit limitée dans ce membre, et qu'une violence traumatique ne l'ait en partie désarticulée; encore, dans ce cas, préfère-t-on amputer la jambe dans le lieu d'élection.

Bertrandi ne dit pas un mot de la désarticulation du pied. M. Couprie (thèse n° 110, 1825, p. 9), avance ce qui suit : « Ravaton avait proposé d'amputer le plus près possible du pied... Des chirurgiens ont rejeté cette proposition d'une manière trop exclusive. Une observation digne d'être citée vient à l'appui de ce que nous avançons. Un militaire, pendant la campagne de Russie, eut le calcanéum emporté par un boulet. Un chirurgien fit l'amputation tibio-tarsienne; le malade guérit très-bien, reçut son congé et vint à Paris, où on lui fit faire une bottine si bien perfectionnée, que cet homme exerce depuis douze ans la profession de menuisier sans

ressentir aucune douleur dans le moignon. La claudication est peu sensible. Cet homme est aujourd'hui gar-
dien du cimetière Sainte-Catherine. » Nous reviendrons
sur ce fait, tout écourté qu'il est.

D'après l'opinion attribuée par M. Couprie à Ravaton,
on pourrait croire que ce dernier a pratiqué l'extirpation du pied tibio-tarsienne : il n'en est rien; seulement
ce chirurgien a amputé près des malléoles. En effet, à
la page 407 du livre de Ravaton *sur les plaies d'armes
à feu*, voici ce qu'on lit : « L'usage établi de tous les
temps, quand il y a une maladie à l'un des pieds qui
demande l'amputation, c'est de couper la jambe au-
dessous du genou, parce que si on la conservait dans
toute sa longueur, elle serait incommode et inutile au
malade, qui est toujours obligé dans la suite de porter
une jambe de bois. Par cette nouvelle méthode on doit
la couper le plus bas possible. Il m'est arrivé de faire
l'amputation près des malléoles à un paysan, à l'occasion d'une carie ; il continua de marcher et de travailler
après la guérison, par le secours d'une bottine de cuir
suffisamment exhaussée, matelassée, et bien lacée devant
et derrière autour de la jambe. J'examinai le moignon
deux ans après, et je trouvai que la peau qui le recou-
vrait était aussi épaisse, aussi compacte que celle du talon. » Bien que Ravaton n'ait pas fait l'amputation tibio-
tarsienne, le fait qu'il rapporte ne laisse pas que de nous
intéresser, parce qu'il constate que l'amputé marchait
aisément sur son pilon à l'aide d'une simple bottine.

B. Bell (4ᵉ édit., t. VI, p. 244), fait aussi bon marché
de l'amputation tibio-tarsienne; écoutons-le : « Quelques
auteurs recommandent, il est vrai, de faire l'amputation

du pied dans l'articulation de la malléole; mais on ne peut convenablement recouvrir la plaie, et un moignon de cette longueur est moins utile, ce qui suffit pour faire rejeter cette pratique.

M. Larrey dit, en parlant de cette amputation (*Clinique chirurgicale*, t. III, p. 667) : « Nous ne parlerons pas de l'amputation du pied avec la jambe..... Comme nous l'avons dit à l'occasion de celle qu'on pratique dans la continuité de la jambe au-dessus des malléoles, cette portion du moignon serait plus nuisible qu'utile au sujet, sans parler même des chances fâcheuses que l'amputation faite à cette partie inférieure du membre offre constamment. »

M. Blandin (*Anatomie topographique*, p. 656), porte sur l'amputation qui nous occupe le jugement qui suit : « L'extirpation du pied, bien qu'indiquée par Hippocrate comme peu grave, ne doit point être pratiquée, d'abord parce qu'elle laisserait à nu une surface osseuse très-large que l'on pourrait à peine recouvrir avec des lambeaux fournis seulement par la peau et quelques tendons; en second lieu, parce que toute la portion inférieure de la jambe génerait dans l'application d'un moyen artificiel convenable. »

Quant à M. Malgaigne (*Manuel de médecine opératoire*, p. 343), il se borne à rapporter le procédé opératoire de M. Velpeau, cité plus haut; il ajoute que si les malléoles faisaient trop d'obstacle à la réunion, il n'y aurait aucun inconvénient à les retrancher, et il conclut que la somme des inconvénients de cette opération est bien au-dessus des avantages qu'on peut s'en promettre, et qu'elle est absolument à rejeter.

M. Bégin (*Médecine opératoire*, t. II, p. 994), s'exprime dans les termes suivants : « Indiquée par Hippocrate, mise en pratique par F. de Hilden, et l'objet des éloges de quelques praticiens, l'amputation du pied dans son articulation avec la jambe est aujourd'hui entièrement abandonnée. Il faudrait, pour qu'elle pût être remise en honneur, qu'il devînt facile d'adapter des bottines mécaniques à l'extrémité inférieure du membre. » Nous avons démontré plus haut que F. de Hilden n'a pas fait cette opération.

Enfin, M. Sédillot, dans son *Traité de médecine opératoire*, publié il y a peu de mois, s'exprime en ces termes à la page 331 :

« On a quelquefois enlevé le pied en totalité dans son articulation avec la jambe ; mais cette opération, malgré quelques succès enregistrés dans la science, est toujours restée exceptionnelle et n'a été érigée en règle par aucun chirurgien. Cette réprobation tient, non-seulement à l'irrégularité de la plaie et à l'excessive rareté des indications, mais surtout à l'impossibilité où se trouvent les malades de marcher sur l'extrémité du moignon, faute de moyens prothétiques convenablement construits. Telle est la difficulté contre laquelle le génie des chirurgiens a échoué jusqu'à ce jour, et, en attendant qu'elle soit levée, on a décrit de nombreux procédés opératoires pour une amputation que personne ne voudrait faire. On a proposé deux incisions en demi-lune, passant l'une sur le cou-de-pied, l'autre au-dessous du talon, à douze ou quinze lignes en avant et en arrière de l'article, et se réunissant de chaque côté à un pouce au-dessous des malléoles. Un autre chirurgien a pensé qu'il

2

valait mieux former un lambeau postérieur. L'on pourrait varier ces procédés, qui n'ont d'autre défaut que celui de manquer complétement d'application. »

J'en demande bien pardon à M. Sédillot, dont j'apprécie d'ailleurs tout le mérite; je ne puis partager son opinion. L'irrégularité de la plaie ne tient évidemment qu'au vice du mode opératoire, et quant aux indications de cette amputation, les cas qui la réclament sont si peu rares, que la plupart des amputations de jambe sont pratiquées pour des altérations des os du tarse, qui, rigoureusement, n'exigent que l'ablation du pied. Quant à l'impossibilité de marcher sur le moignon, elle n'est plus fondée aujourd'hui, comme je le démontrerai plus bas.

Nous pourrions augmenter encore le nombre des citations; mais toutes ont, avec celles que nous venons d'exposer, un air de famille si parfait, qu'elles seraient désormais sans intérêt aucun.

Comme on le voit, tous les chirurgiens, tant anciens que modernes, sont unanimes pour repousser l'amputation tibio-tarsienne d'une manière absolue. Toutefois, hâtons-nous de le dire, le prudent et sage Sabatier s'abstient de blâmer cette amputation. M. Velpeau (*Médecine opératoire*, t. II, p. 498), croit que l'on en a exagéré les inconvénients : « Je pense, dit-il, que si des circonstances favorables se présentaient, il serait permis de faire encore quelques tentatives à ce sujet. » M. Lisfranc, au dire de M. Malgaigne (*Médecine opératoire*, p. 343), n'en parlait pas dans ses leçons, sans témoigner quelque regret de l'oubli dans lequel elle est plongée.

Nous avons compulsé bien des livres pour connaître si les fastes de la science contiennent quelques observa-

tions bien avérées d'amputations faites dans l'articulation
tibio-tarsienne; nos investigations seront peut-être plus
heureuses par la suite; pour le moment, elles n'ont produit que fort peu de résultats. Je n'ai trouvé que deux
faits, encore sont-ils écourtés et bien peu concluants. Je
ne rappelle pas celui de Rossi, cité plus haut, et ce, pour
les raisons déjà émises. L'un de ces faits est rapporté par
Brasdor; l'autre par M. Malgaigne, qui dit le tenir de
M. Lisfranc. Voici ce que dit à ce sujet Brasdor, à la
page 770, tome V, *Mémoires de l'Académie de chirurgie* :
« Le pied d'un enfant de dix ans tomba en mortification
par l'effet d'une cause extérieure; M. Sédiller, maître en
chirurgie à Laval, en fit l'amputation dans l'article même;
le malade ne parut pas souffrir beaucoup pendant l'opération, et, dans la suite, les pansements ne lui furent pas
bien sensibles. Il y eut peu d'inflammation et de suppuration, les surfaces articulaires ne s'enflammèrent pas,
du moins d'une manière visible; la cicatrice se fit en peu
de temps, et ne s'est jamais rouverte pendant douze ans
que le malade a survécu. »

Cette opération, faite à la suite d'une gangrène traumatique, doit nous faire supposer que les parties molles
n'étaient pas en excès. Quel mode opératoire a-t-on suivi?
On l'ignore. L'amputé a-t-il marché sur son pilon?
Quelles transformations pathologiques le temps a-t-il
amenées? La peau du moignon est-elle devenue dure et
calleuse comme celle de la face plantaire du pied? Les
saillies malléolaires se sont-elles émoussées? De toutes ces
questions, dont la solution répandrait ici un jour si pré-
cieux, pas un mot.

Voyons si nous serons plus heureux dans l'exposé du

second fait. Voici ce qu'on lit dans l'*Anatomie chirurgicale*
de M. Malgaigne : « La désarticulation tibio-tarsienne,
même en enlevant la saillie des malléoles , est toujours
une mauvaise opération, attendu qu'on ne peut prendre
le lambeau qu'en avant et sur les côtés, et que la cicatrice
se trouvant sur les os, ne permettra pas au malade d'appuyer dessus sans la déchirer. M. Lisfranc citait, à la
vérité, dans ses cours l'observation d'un concierge du cimetière Sainte-Catherine, qui, amputé dans cette articulation, pouvait cependant faire plusieurs lieues de suite
à l'aide d'un appareil adapté à son moignon. Cet homme
avait eu seulement le pied fracassé par un boulet à la ba-
taille d'Esling, et un chirurgien s'était borné à rendre la
plaie moins inégale. La malléole externe avait été probablement emportée, car la malléole tibiale existait seule
et formait le sommet du moignon. La cicatrice, dévelop-
pée sur la surface articulaire, était tendue et solide ; mais
cet homme n'appuyait pas non plus sur elle ; son appareil,
examiné par M. Lenoir, était tel qu'il prenait un point
d'appui sur la tubérosité sciatique, et en outre sur le haut
de la jambe ; le moignon était libre dans la bottine et ne
supportait aucune pression. »

Plus haut, c'était pour ainsi dire la grangrène qui avait
fait l'amputation ; dans ce dernier cas, elle a été faite par
un boulet. Il est fâcheux que le boulet n'ait pas enlevé du
même coup la deuxième malléole, et qu'il n'ait pas laissé
suffisamment de parties tégumentaires pour matelasser
le moignon , sans quoi l'amputé aurait probablement
pu marcher sur son moignon, et il eût été piquant pour
les hommes jaloux de leur art de recevoir une si singu-
lière leçon.

Du reste , ce fait est évidemment le même que celui
qui est rapporté plus haut par M. Couprie; seulement, en
lisant ce que M. Couprie a écrit sur ce sujet, nous suppo-
sions que le moignon supportait tout le poids du corps
dans la station et la marche; nous le pensions d'autant
mieux, que M. Velpeau (*Médecine opératoire*, t. II, p. 498)
ajoute, dans un but bienveillant pour cette opération :«Au
dire de M. Couprie, on a vu longtemps un ancien militaire qui aurait subi l'amputation dont je parle, pendant
la campagne de Russie, et qui marchait avec une bottine;
cette bottine, imaginée par le blessé, était d'ailleurs
construite par le même principe que celle de M. Mille.
M. Lenoir, qui a disséqué le membre en 1834, dit
que l'amputation du pied chez cet homme n'avait
point été régulière, qu'une des malléoles manquait;
ce qui ne fait au reste qu'augmenter l'intérêt du
résultat.

Ce fait serait pour nous d'un très-grand poids, si son
authenticité, telle qu'elle est établie par M. Velpeau, n'é-
tait opposée au récit de M. Malgaigne, qui nous donne
une version contradictoire; et, en attendant que la vérité
se fasse jour, nous n'osons pas nous prononcer entre deux
hommes également bien placés dans la science.

De cet exposé, il résulte qu'y compris le fait de Rossi,
toutes les richesses chirurgicales, au point de vue de
l'amputation tibio-tarsienne, se réduisent à trois ob-
servations tellement incomplètes, tellement tronquées,
qu'il est impossible d'en tirer aucune déduction sé-
rieuse; de sorte qu'elles deviennent à peu près nulles
pour éclairer le praticien qui voudrait s'engager dans
cette voie nouvelle. Quoi qu'il en soit, nous avons cru

pouvoir faire des essais plus complets sur cette opération.

Et d'abord, disons que nous avons appliqué à l'articulation tibio-tarsienne la méthode mixte que nous avons
créée et généralisée depuis plusieurs années pour toutes
les amputations, comme on peut s'en convaincre par la
lecture de notre clinique des plaies d'armes à feu.

Une règle absolue que nous avons posée pour toutes
les amputations qui se pratiquent sur le membre pelvien
consiste dans la formation d'un grand lambeau antérieur, lequel, en tombant par son propre poids, se coude
et vient de lui-même masquer la surface saignante du
moignon.

Cette disposition, en concourant puissamment à la
réunion par première intention, abrége la durée du traitement, et soustrait l'amputé aux dangers des phlébites
et des réactions viscérales qu'on voit survenir quand
de larges surfaces traumatiques sont le siége de suppu-
rations abondantes et de longue durée.

D'après le procédé opératoire que nous avons imaginé
pour les amputations tarso-métatarsienne et médio-tarsienne, nous dessinons sur le dos du pied un lambeau
dorsal au lieu de le former aux dépens de la face plantaire, comme cela a lieu par les procédés de M. Lisfranc
et de Chopart; de même aussi, pour ce qui concerne
l'amputation tibio-tarsienne, nous découpons sur le
cou-de-pied d'après le patron d'une guêtre, un vaste
lambeau tégumentaire dans lequel sont compris tous les
tendons, le muscle pédieux en totalité, les nerfs, le plus de
tissu cellulaire possible, et la belle artère pédieuse dont
les gros rameaux vont porter la vie dans tous ces tissus,

et n'exposent pas à leur gangrène. Quand le lambeau est remonté jusqu'à la hauteur de l'articulation tibio-tarsienne, on démasque les malléoles des parties qui les recouvrent, et quand celles-ci sont mises à nu, on ouvre l'articulation en coupant les fibres minces et peu résistantes du ligament antérieur. Cette division laisse voir un sillon transversal qui pénètre dans l'articulation; c'est dans ce sillon qu'il faut porter la scie afin de couper les malléoles au niveau de la partie médiane de la mortaise articulaire, et d'obtenir une surface osseuse uniforme et sans saillies. Après cette section, on quitte la scie pour reprendre le couteau, et l'on achève la division des parties molles dans lesquelles se trouvent l'artère tibiale postérieure et le tendon d'Achille, qu'il faut inciser le plus bas possible, à son point d'insertion au calcanéum. On fait ensuite la ligature ou la torsion des artères; le lambeau, en tombant par son propre poids, cache la surface traumatique, et on le fixe par trois points de suture, en ayant soin de lier ensemble le tendon d'Achille et quelques tendons des muscles extenseurs des orteils.

A l'aide de ces préliminaires, il sera facile de saisir l'exposé qui suit. La pratique va venir confirmer la théorie, en ce qu'elle présente de favorable à la désarticulation du pied en totalité.

Mais avant de décrire le procédé opératoire que nous avons créé pour cette opération, arrêtons-nous un instant sur les considérations qui ressortent de l'anatomie chirurgicale de la région sur laquelle nous porterons le couteau.

CHAPITRE II.

ANATOMIE CHIRURGICALE.

Notre examen doit comprendre la face dorsale du pied et l'articulation tibio-tarsienne. En procédant d'avant en arrière, on rencontre sur le premier plan le tissu cutané souple, élastique, mince, mais susceptible, comme celui de la face plantaire du pied ou de la région rotulienne, d'acquérir par les frottements et la pression une épaisseur et une dureté remarquables. Beaucoup d'Arabes que nous avons vus en Afrique marchent nu-pieds, et chez eux la face plantaire offre une couche épidermique de l'épaisseur d'un doigt et d'apparence cornée ; d'un autre côté, on sait qu'après certaines maladies éruptives, telles que la scarlatine, la plante des pieds se pèle, la peau de cette région devient aussi mince que celle de la face dorsale, et ce n'est qu'après plusieurs mois d'exercice que la marche peut être supportée sans douleur. Chaque jour encore on voit survenir des durillons sur la face dorsale du pied par suite du frottement prolongé de mauvaises chaussures. Les nombreux exemples de pieds-bots-équins, avec enroulement du pied sur la face plantaire tel, que les orteils étant relevés jusqu'au talon, tout le poids du corps est supporté par la face dorsale devenue plantaire, démontrent d'ailleurs jusqu'à la dernière évidence que les transformations que nous indiquons relativement au tissu cutané du dos du pied, ne sauraient être taxées d'erreur.

Ce tissu cutané est tellement vasculaire, au-dessous de lui rampent de si gros troncs artériels, qu'on ne doit pas en craindre la mortification en le détachant sous forme d'autoplastie, et en le relevant de la racine des doigts vers l'articulation tibio-tarsienne, pourvu qu'il reste doublé de toutes les parties molles qui le séparent du tissu osseux.

Taillé dans ces conditions, le lambeau tégumentaire est merveilleusement disposé pour recouvrir, en se coudant par son propre poids, les surfaces traumatiques des amputations partielles du pied. Les unes ont été modifiées, et les autres entièrement créées par nous. Pour s'en convaincre, il suffit de répéter ces opérations, 1° soit que l'on ampute le pied en sciant dans leur continuité les cinq os du métatarse; 2° soit que, par une combinaison de l'amputation dans la continuité et de celle dans la contiguité, on désarticule d'abord le premier os cunéiforme d'avec le premier os du métatarse pour porter ensuite plus ou moins en avant ou en arrière, selon l'étendue de la lésion, la scie sur le corps des quatre derniers métatarsiens; 3° soit que l'on opère dans l'articulation tarso-métatarsienne, au lieu d'élection de M. Lisfranc; 4° soit que, par une fusion des amputations dans la contiguité et dans la continuité, on désarticule le scaphoïde d'avec les trois os cunéiformes pour scier ensuite le cuboïde sur un plan uniforme; 5° soit que l'on ampute dans l'articulation médio-tarsienne au lieu d'élection de Chopart;

6° soit enfin que l'on enlève le pied en totalité dans son articulation avec la jambe.

Les avantages d'un lambeau dorsal sur les lambeaux que jusqu'à nous on a toujours formés aux dépens des parties molles de la plante du pied, sont tellement saisissants, qu'il est superflu d'en faire mention.

Disons, à ce sujet, qu'une condition essentielle de succès pour la réunion par première intention, condition à laquelle nous nous sommes astreint avec un soin scrupuleux dans tous nos procédés opératoires, et à laquelle n'ont pas même songé nos devanciers, consiste à disposer les lambeaux du moignon selon la position que doit avoir le membre amputé quand le malade est replacé dans son lit. Ainsi, pour ne plus parler que du membre pelvien, il est évident que les amputés affectant toujours, dans ce cas, le décubitus dorsal, il y a avantage à laisser plus de téguments en avant qu'en arrière, parce que, dans le premier cas, un lambeau pris dans les chairs de la région antérieure viendra de lui-même par son propre poids couvrir les surfaces saignantes, et sera infiniment préférable à un lambeau postérieur qui, ramené d'arrière en avant, serait difficilement maintenu, tendrait sans cesse à tomber, s'opposerait à la réunion immédiate, nuirait à la libre issue des matières purulentes et favoriserait la résorption du pus.

Au-dessous de la peau siége un tissu cellulaire lâche et peu chargé de graisse; mais de même que nous avons vu le tissu cutané dorsal acquérir force et dureté par la pression et le frottement, de même nous sommes fondés à penser que cette couche celluleuse devra s'hypertrophier par l'exaltation de ses propriétés vitales, et revêtir comme le tissu cellulaire plantaire les caractères du tissu fibro-adipeux, pour former un coussinet élastique.

Dans la couche cellulaire rampent les veines et les nerfs superficiels. Cette couche peut passer à l'état d'induration et d'épaississement sous l'empire d'une phlegmasie chronique; mais cette induration, susceptible de résolution après l'amputation, n'en saurait être une contre-indication si l'on était réduit à la comprendre dans la formation du lambeau.

Après cette couche celluleuse, on rencontre l'aponévrose dorsale du pied. Cette toile fibreuse fait suite à celle de la jambe. Remarquablement renforcée au cou-de-pied, elle est lâchement unie au périoste qui recouvre les malléoles. Trois forts ligaments annulaires, dorsal, externe, interne, subdivisés ensuite pour livrer passage aux tendons des muscles extrinsèques du pied, sont, dit-on, formés par des replis de cette aponévrose, qui se subdivise en deux feuillets, profond et superficiel; ce dernier descend jusqu'aux orteils et forme une enveloppe générale. Un seul muscle appartient exclusivement à la région qui nous occupe, c'est le muscle pédieux; les autres viennent de la jambe. Ce sont, en avant, les tendons du jambier antérieur; des extenseurs propre et commun des orteils et du péronier antérieur; en dehors, ceux des péroniers latéraux; en arrière, ceux du long fléchisseur commun des orteils, du fléchisseur propre et du jambier postérieur; plus en arrière encore, le tendon d'Achille.

Jusque dans ces derniers temps, on pensait que les tendons étaient nuisibles à la cicatrisation des membres amputés, et on recommandait soigneusement de les éviter. Ainsi, on amputait l'avant-bras à sa partie moyenne au lieu de le couper au-dessus du poignet. C'est encore là un de ces vieux et funestes préjugés dont l'esprit progressif du siècle a fait bonne justice. Loin de partager cette erreur routinière, nous pensons, au contraire, qu'à raison de leur peu de sensibilité, les parties tendineuses modèrent l'inflammation des surfaces traumatiques, et ne sauraient nuire aux progrès de la cicatrisation.

Il est vrai que de petites tumeurs synoviales peuvent naître dans les gaines de ces tendons; mais elles sont assez innocentes, et elles se dissipent, soit après les avoir ponctionnées avec la lancette, soit sous l'empire d'une légère compression.

Tous les tendons de la région dorsale, tant extrinsèques qu'intrinsèques, sont conservés par nous avec soin dans toute l'étendue du lambeau cutané qu'ils sont destinés à matelasser. Quant au muscle pédieux privé de ses attaches supérieures, quand il est détaché en totalité et relevé jusqu'aux malléoles avec le lambeau que nous taillons pour l'amputation tibio-tarsienne, on aurait pu, *à priori*, en redouter la mortification. Les faits pratiques se sont chargés de donner un démenti à ces préoccupations. Le muscle pédieux continue à recevoir ses éléments nutritifs par sa face antérieure, qui a conservé dans toute son intégrité ses rapports normaux.

Au-dessous de tous les muscles de la région dorsale du pied, on retrouve le feuillet profond de l'aponévrose que nous avons étudiée plus haut. Ce feuillet se continue également jusqu'aux orteils, où nous n'avons plus à le suivre. Il recouvre les gros troncs artériels, les veines profondes et les deux branches terminales du nerf tibio-antérieur.

Prolongement de l'artère tibiale antérieure, l'artère pédieuse s'étend du cou-de-pied à l'extrémité postérieure du premier os métatarsien, où elle traverse perpendiculairement le premier espace inter-osseux, pour de là gagner la face plantaire du pied. Chemin faisant, elle fournit les artères malléolaires, les artères du tarse et du métatarse; et avant que de plonger dans l'espace inter-osseux, elle donne un beau rameau qui rampe sur le côté externe du premier os du métatarse. Nous conservons avec soin toutes les branches artérielles dans le lambeau que nous formons sur le dos du pied, quand nous amputons ce dernier soit en totalité, soit partiellement. Ces branches artérielles ne sont pas, du reste, les seules qui versent les éléments de la vie dans notre lambeau ; une branche de l'artère péronière , du nom de péronière antérieure, partage avec elle cette fonction.

Le tissu osseux est séparé de ces diverses couches de parties molles par des lamelles celluleuses assez lâches. Si l'on fait effort sur ces liens celluleux en soulevant avec les doigts de la main les couches de parties molles superposées, ces liens cèdent, et il est aisé de les détacher du tissu osseux à l'aide d'un petit couteau à amputation. Nous mettons à profit cette particularité pour notre mode opératoire.

L'étude de toutes les brisures articulaires du pied n'entrant pas dans notre sujet, nous bornerons notre examen à l'articulation tibio-tarsienne.

Considérablement amincis au tiers inférieur de la jambe, le tibia et le péroné vont en s'élargissant de plus en plus jusqu'à leur terminaison articulaire, d'où il résulte que l'amputation sus-malléolaire, au point de vue de la base de sustentation, est dans les conditions les plus défavorables, tandis que le contraire a lieu après l'extirpation du pied en totalité.

À mesure que le renflement de ces deux os augmente, l'espace inter-osseux diminue, et quand ce dernier a disparu, les os se touchent et finissent par se souder. Cette soudure, opérée par quatre ligaments, est tellement serrée et forte, qu'elle ne permet aucun mouvement, et qu'il serait plus facile de briser les os que de les désunir par des violences extérieures; de sorte qu'elle présente une base de sustentation immobile quand, après la désarticulation du pied, elle doit porter le poids du corps. Ici encore, l'amputation sus-malléolaire serait moins bien partagée que celle qui nous occupe.

Le plus grand diamètre de l'articulation tibio-tarsienne est en travers ; deux fortes saillies dites malléoles en forment les extrémités.

Formée par le péroné, la malléole externe est moins étendue d'avant en arrière, plus longue de quatre à cinq lignes, plus saillante et placée plus en arrière que l'interne qui appartient au tibia. Ces deux reliefs osseux sont séparés par une large surface articulaire, dont la concavité s'accroît de toute l'étendue de leurs surfaces internes qui, comme elle, sont incrustées du fibro-cartilage. Cette disposition terminale du tibia et du péroné présente une mortaise heurtée destinée à s'articuler avec la poulie de l'astragale, à l'aide d'un très-fort ligament divisé en trois faisceaux en dehors, d'un seul ligament en dedans, et deux autres ligaments rudimentaires, dont un antérieur, et l'autre postérieur.

Le ligament rudimentaire antérieur joue un rôle important dans notre procédé opératoire. Pour l'extirpation du pied, nous le coupons en travers pour ouvrir l'articulation et placer la scie dans le sillon que laisse sa section, afin de réséquer du même coup les deux malléoles à la hauteur de la surface articulaire qui sépare ces deux saillies osseuses. Il est à noter que l'axe de l'articulation, considéré au point de vue de la station, tombe bien plus près du bord interne du pied que de l'externe. Cet axe, d'après Dupuytren, divise le pied en deux parties fort inégales; l'antérieure représente à peu près les trois quarts de sa longueur, et la postérieure l'autre quart. Ces considérations ne devront pas être perdues de vue dans la confection des moyens prothétiques destinés à remplacer la perte du pied.

CHAPITRE III.

PROCÉDÉ OPÉRATOIRE ET OBSERVATION.

Leblanc, soldat au 53ᵉ régiment de ligne, âgé de vingt-sept ans, d'une constitution lymphatique, éprouva une légère entorse dans un service commandé, le 10 janvier 1839. Nonobstant une difficulté notable dans la marche, ce militaire, animé d'un bon esprit, voulut continuer son service, et ce n'est qu'au bout de trois mois qu'il entra à l'hôpital militaire du Gros-Caillou, où il fut soumis, par mon prédécesseur, au traitement ordinaire des affections de cette nature.

Le mal empira, une carie des os du tarse survint; le calcanéum, l'astragale et le scaphoïde s'altérèrent au point de fournir une suppuration abondante qui s'échappait par une foule de pertuis ouverts au milieu des malléoles. Quelques-uns de ces trajets fistuleux s'étaient fait jour spontanément; d'autres provenaient d'abcès phlegmoneux qu'il avait fallu ouvrir avec le bistouri. Ces abcès reconnaissaient pour cause l'envahissement de la carie; presque toujours ils donnaient lieu, quand ils n'étaient pas ouverts de bonne heure, à un phlegmon érysipélateux de tout le pied, avec douleur vive et réaction inflammatoire sur les grands viscères.

La constitution de ce militaire, quoique bonne, s'était altérée au point qu'il présentait sur le corps plusieurs stygmates de scrofules. La région du cou était devenue le siége d'un long chapelet de glandes engorgées, et le bras droit, près de l'attache du deltoïde, présentait trois fistules profondes d'où s'échappait de la sérosité purulente, sans cependant que l'introduction d'une sonde pût faire reconnaître d'altération osseuse.

Telle était la position de ce soldat quand je pris la direction du service chirurgical.

Je compris de suite que la conservation du membre était impossible; il existait une petite toux sèche qui me faisait craindre la présence de tubercules dans les poumons. L'auscultation n'ayant rien révélé de grave, je me contentai de faire surgir sur le thorax une multitude de boutons à l'aide de la pommade émétisée, et de prescrire chaque jour une pilule de sulfate de quinine de cinq centigrammes, pour agir à la fois comme tonique et contre la résorption purulente.

Ce malade étant ainsi préparé, j'ai fait choix de l'amputation tibio-tarsienne.

Le patient est placé sur une table, comme s'il s'agissait de l'amputation de la jambe; l'artère crurale est comprimée sur l'arcade pubienne, et en même temps au creux du jarret, par la main d'un aide intelligent.

Dans le premier temps opératoire, le tranchant d'un petit couteau à amputation, tenu de la main droite, est appliqué avec force derrière le talon surl'insertion du tendon d'Achille au calcanéum, pour être ramené ensuite en coupant les parties molles jusqu'aux os, d'arrière en avant, sur la limite de la ligne de démarcation des faces plantaire et dorsale du pied, jusqu'à quelques millimètres de la membrane interdigitale des orteils, de manière à découper une vaste guêtre. Toutefois, sur le bord interne du pied, l'incision devra tomber un peu moins bas qu'en dehors, pour éviter de comprendre dans le lambeau un petit trousseau de fibres musculaires appartenant à la face plantaire. Le sommet de ce vaste lambeau sera arrondi, et si le chirurgien manquait d'habitude, il ferait bien d'en décrire au préalable le tracé avec une plume.

Dans le deuxième temps, je saisis vivement de la main gauche le lambeau par son sommet, je le soulève avec assez de force pour le disséquer à grands traits, et l'isoler de ses adhérences avec le tissu osseux. Ce tissu ne doit conserver que ses ligaments, afin que le lambeau soit épais et formé par la peau, les tendons des muscles qui proviennent de la jambe, le muscle pédieux en totalité, par des tissus aponévrotique et cellulaire, des veines, des nerfs, et surtout par l'artère pédieuse qui règne dans presque toute l'étendue du lambeau, pour lui porter les aliments nutritifs. C'est la présence de cette artère qui, *à priori*, m'a fait présumer que je pourrais conserver le muscle pédieux et un très-long lambeau tégumentaire sans craindre la gangrène, bien que le muscle pédieux fût privé de ses attaches sur le tissu osseux. Ce lambeau doit avoir sa base au niveau de l'articulation tibio-tarsienne, et immédiatement au-dessus des saillies malléolaires. La peau est ici aisément détachée, à cause de la laxité du tissu cellulaire, qui assez souvent même y est converti en une bourse muqueuse. Arrivé à ce temps de l'opération, il faut couper les fibres minces et transparentes du ligament articulaire antérieur, et cette section laisse voir un sillon transversal qui pénètre dans l'articulation.

Dans le troisième temps, un trait de scie est porté en
travers dans le sillon même, pour abattre les malléoles
et mettre sur un plan uniforme les os qui, plus tard,
supporteront le poids du corps. Il vaut mieux agir ainsi
que de couper les malléoles après le retranchement du
pied.

Dans le quatrième temps, le couteau, repris, est porté
sur les parties que la scie a respectées, afin de couper
d'avant en arrière les tissus ligamenteux et l'artère tibiale
postérieure, dont un aide s'empare à l'instant, comme
il l'avait déjà fait pour l'artère pédieuse. Plusieurs tendons sont ainsi divisés, et, parmi eux, le tendon d'Achille, par lequel on termine l'amputation, en ayant
bien soin de raser la surface postérieure du calcanéum,
pour conserver de ce tendon le plus possible.

A voir la vaste dénudation opérée sur le pied, dont on
pourrait parfaitement étudier la syndesmologie, dénudation représentée par la figure n° 2 de la planche 1re,
on croirait que les téguments sont en excès, et cependant il n'en est rien, même quand on opère sur le
cadavre, et à plus forte raison quand l'opération a lieu
sur l'homme vivant, parce qu'alors les tissus ont acquis
autour des malléoles un peu de tuméfaction par le fait
de l'engorgement chronique dont cette région est le
siége.

Sur notre opéré, je n'ai eu à faire que deux ligatures,
celle de l'artère pédieuse et celle de l'artère tibiale postérieure. Abandonné à son propre poids, le lambeau dès
lors est venu masquer de lui-même la surface saignante

du moignon. Son sommet se trouvant en contact avec le tendon d'Achille, j'ai fixé par un point de suture ce dernier avec des portions tendineuses du muscle extenseur commun des orteils, dans l'espérance que le tendon d'Achille, en se rétractant plus tard, entraînerait, avec lui, la cicatrice en arrière et en haut. Deux autres points de suture furent appliqués à droite et à gauche du premier, et entre ces points de suture j'ai affronté, à l'aide de bandelettes de taffetas anglais, les lèvres de la plaie d'une manière très-exacte, à l'exception de l'hiatus conservé pour livrer passage aux fils des ligatures artérielles. Une compresse fenêtrée, enduite de cérat, fut ensuite posée sur le moignon; elle-même fut tapissée par un large morceau de coton cardé ayant la forme d'une grande compresse carrée, et le tout fut fixé par quelques jets de bande.

Le coton a l'avantage de se mouler admirablement bien sur les parties, d'y entretenir une chaleur très-avantageuse quand on a affaire, comme dans le cas dont nous parlons, à un sujet détérioré, chez lequel le vitalisme fait en quelque sorte défaut. Il a, il est vrai, l'inconvénient de ne pas absorber la suppuration; aussi, pour y remédier, quand elle est abondante, je place entre lui et la compresse qui recouvre la plaie un plumasseau de charpie de toile, pour empêcher la macération du moignon dans les humidités purulentes. A part ce désavantage, auquel il est, comme on le voit, facile de remédier, je trouve que le coton, ainsi disposé, convient parfaitement bien pour panser les plaies qui exigent une grande douceur.

Dès le premier jour de l'amputation, nous avons

nourri notre amputé de tisanes au bouillon de poulet;
cette tisane plaît singulièrement aux malades qui sont
fatigués des sirops; elle se digère très-bien et relève les
forces vitales. Dès le deuxième jour, nous avons permis
matin et soir un potage léger au bouillon de poulet, avec
addition d'un peu de vermicelle , et nous avons aug-
menté graduellement l'alimentation. Tout alla si bien ,
que je ne touchai pas à l'appareil jusqu'au dixième jour.
La plaie était cicatrisée dans ses quatre cinquièmes; il
restait un écartement visible au point occupé par le
tendon d'Achille; le fil de la suture avait cédé, et le tendon était remonté de deux centimètres. Je fis un panse-
ment simple qui fut renouvelé trois jours plus tard. A
cette époque le fil des ligatures tomba; dès ce moment la
plaie, qui était fort peu étendue, fut pansée chaque jour,
et un mois après l'opération tout était cicatrisé.

Depuis longtemps le moignon , qui ressemble assez
bien à un pied d'éléphant, comme le constatent les
figures de la planche n° 2, est laissé à nu exposé au contact de l'air; il est masqué par un tissu cutané abondant;
les tendons et surtout le muscle pédieux lui forment
un coussinet protecteur qui permet au malade de peser
de tout le poids de son corps sur ce moignon sans éprouver la moindre souffrance. Quant à la constitution générale du malade, elle s'est souverainement améliorée; les
glandes du cou sont moins fortes; les plaies fistuleuses
de l'épaule se ferment, et le système sanguin paraît lutter
avec avantage contre le système lymphatique.

Le morceau du pied amputé a fait reconnaître une
carie de l'astragale et surtout du calcanéum; le tissu
spongieux ramolli se laissait aisément couper par le bis-

touri; ses lamelles, distendues au point de présenter
plusieurs excavations capables de loger le bout du doigt,
étaient remplies de matières sanieuses et purulentes; les
liens articulaires étaient en partie détruits, les fibro-car-
tilages n'existaient plus, la face interne des malléoles externe et interne était elle-même érodée; les parties
molles, et principalement le tissu cellulaire, étaient in-
durés et traversés par des trajets fistuleux qui versaient
au dehors le produit des sécrétions morbides.

CHAPITRE IV.

DE L'AMPUTATION TIBIO-TARSIENNE
COMPARÉE AUX AMPUTATIONS QUI SE PRATIQUENT
DANS LA CONTINUITÉ DE LA JAMBE.

Nous terminerons ce chapitre relatif à la désarticulation tibio-tarsienne, par quelques réflexions que nous a suggérées un examen critique et comparatif entre cette opération et les amputations dans la continuité de la jambe. Celles-ci se pratiquent au tiers inférieur de la jambe, au-dessus des malléoles et au tiers supérieur de ce membre. Nous ne parlerons pas du précepte donné par Hey, d'amputer à la partie moyenne; ce précepte est complétement tombé dans l'oubli.

Et d'abord, rappelons que, malgré les efforts louables et récents de plusieurs chirurgiens d'un grand mérite pour faire revivre la méthode de Solingen (l'amputation au tiers inférieur de la jambe), la grande majorité des chirurgiens n'en persiste pas moins à placer le lieu d'élection au tiers supérieur, à deux ou trois travers de doigt au-dessous de la tubérosité du tibia, alors même que le mal ne dépasse pas l'articulation de la jambe avec le pied. On conserve ainsi l'expansion aponévrotique des trois muscles couturier, grêle interne et demi-membraneux, et le moignon offre des dimensions parfaites pour transmettre le poids du corps à un membre artificiel.

On est allé plus loin encore. M. Larrey, et avant lui Delamotte et Bromfield, ont donné le conseil de porter plus haut le lieu d'élection, jusqu'au-dessus de la tubérosité du tibia; mais il est démontré aujourd'hui qu'en opérant ainsi au-dessus de la tête du péroné, on aurait à redouter d'ouvrir la synoviale du genou, qui parfois s'étend jusqu'à cet os. Aussi ce conseil est-il rejeté, et n'est-il suivi que dans des cas exceptionnels, quand il faut opter entre lui et l'amputation de la cuisse. Pour mon compte, je ferais, dans ce cas, du juste-milieu chirurgical, j'amputerais dans l'article.

Le conseil donné par Solingen, vers la fin du dix-septième siècle, d'amputer au-dessus des malléoles, était oublié; et en le donnant près d'un siècle plus tard, Ravaton pensa l'avoir émis le premier. Il obtint, à ce qu'il paraît, de très-grands succès. L'un de ses opérés, entré aux Invalides, aurait si bien marché avec une bottine de l'invention de ce chirurgien, qu'il aurait pu aller faire en Allemagne une campagne de trois ans.

Il est vrai que Morand, dans ses opuscules, prétend que le cavalier de Schomberg, qui fait le sujet de cette observation rapportée par Ravaton, a dû renoncer à la bottine, et recourir à une jambe artificielle, parce que la pression opérée par la prothèse rouvrait sans cesse la cicatrice du moignon. Quoi qu'il en soit, abandonnée depuis Ravaton, et remise en honneur dans ces derniers temps, l'amputation sus-malléolaire a permis à des amputés que tout le monde a pu voir, de marcher avec une grande facilité, à l'aide de la bottine de M. Martin; ces opérés pouvaient même sauter et danser.

L'amputation sus-malléolaire a, sur celle qui se pra-

tique au tiers supérieur de la jambe, le grand avantage
de s'éloigner beaucoup plus du tronc que celle-ci, de
conserver un plus long levier, et tous les mouvements
de l'articulation tibio-fémorale, de mettre à découvert
une surface traumatique bien moins considérable, et
de donner un bien plus grand nombre de guérisons
que lorsqu'on ampute au lieu d'élection.

A ces considérations, on objecte que l'extrémité du
moignon ne peut supporter seule le poids du corps
sans être exposée à des déchirures incessantes; qu'il est
urgent de prendre un point d'appui sur les tubérosités
de l'articulation tibio-fémorale, sur l'ischion et sur la
branche ascendante du pubis, et qu'il faut recourir à
des machines dont les complications exigent l'interven-
tion d'un habile mécanicien, quand une pièce vient à
se rompre. Enfin, on a argué du prix élevé de ces machines (100 fr.), afin de combattre une opération dont
les bienfaits ne devraient, dit-on, être réservés que
pour les riches, comme si les lois éternelles de la morale
n'étaient pas pour le pauvre comme pour le riche, et ne
réprouvaient pas l'encens ainsi donné au veau d'or. Et
d'ailleurs, une question domine toutes les autres : du
moment que cette amputation offre plus de chances de
guérison que celle qui se fait plus haut, comme, avant
tout, la mission du chirurgien est de guérir, il n'a plus
le droit d'opter; les conseils municipaux et les hôpitaux
feront les frais des moyens prothétiques.

Telle est notre pensée, à nous, telle sera notre règle
de conduite. Mais, disons-le, les préjugés en faveur de
l'amputation au-dessous de la rotule ont encore de si
profondes racines, que le triomphe de l'amputation

sus-malléolaire est encore un problème que le temps seul pourra résoudre. Cette question doit heureusement beaucoup moins nous préoccuper aujourd'hui que la science s'est enrichie de la désarticulation du pied en totalité. Indiquée dans presque tous les cas qui permettent d'amputer au-dessus des malléoles, surenchérissant sur tous les avantages que celle-ci présente, sans en avoir les inconvénients, l'amputation tibio-tarsienne nous paraît devoir emporter tous les suffrages, et mettre tout le monde d'accord.

En effet, elle s'éloigne plus encore du tronc que l'amputation sus-malléolaire, et, comme elle, elle conserve à l'articulation tibio-fémorale tous ses mouvements; elle met à découvert moins de surface traumatique que l'amputation au tiers supérieur de la jambe, et, partant, les chances de guérison sont plus en sa faveur que pour celle-ci. Comme l'amputation sus-malléolaire, elle permet au malade de marcher sur son pilon, mais sans emprunter comme elle les points d'appui que nous avons signalés. Enfin, la bottine destinée à l'amputation tibio-tarsienne n'offre pas de complications, et son prix peu élevé la met à la portée de toutes les bourses.

CHAPITRE V.

MOYENS PROTHÉTIQUES.

Notre amputé était guéri, mais pour que notre opération pût entrer dans le cadre du progrès, pour qu'elle
devînt préférable aux amputations de la jambe dans
la continuité de ce membre, il fallait accomplir deux
clauses essentielles : la première m'imposait la condition de faire marcher mon opéré sur son pilon, en lui
faisant supporter seul, sans point d'appui étranger, tout
le poids du corps, et sans pour cela l'exposer à des souf-
frances, à des déchirures, ni même à des excoriations ;
la deuxième exigeait la découverte d'une bottine qui
fût simple, facile à se procurer partout, et d'un prix peu
élevé.

Nous croyons avoir heureusement accompli les deux
conditions de ce programme. Quant à la première, cha-
cun peut se convaincre que notre opéré marche en
appuyant sur son moignon de tout le poids de son
corps. La cicatrice offre une ligne à peine visible : elle
est si solide, qu'on ne saurait concevoir aucune crainte
de la voir se rouvrir.

Le coussinet des parties molles, placé entre le tissu
osseux et la peau, loin de s'atrophier, comme quelques
chirurgiens auraient pu le craindre, se développe au

contraire, et s'arrondit d'une manière notable par la marche et par l'exercice; l'épiderme se durcit, le derme devient de plus en plus épais; de jour en jour la progression est plus facile, et elle peut être supportée pendant plusieurs heures consécutives sans provoquer la moindre douleur. Ajoutons que les mouvements de la jambe sont tellement libres, qu'il n'y a pas de claudication, et que la perte du pied peut aisément être dissimulée.

Nous avons présenté notre opéré à l'Académie des Sciences le 1er février 1841. Il y a été examiné minutieusement, et on a pu se convaincre des avantages de l'amputation tibio-tarsienne.

Quant à la bottine, voici comment elle a été confectionnée par M. Charrière, d'après nos indications:

Au soulier dont se servait ce militaire avant d'être opéré, nous avons fait ajouter une tige comme celle d'une botte, mais beaucoup plus solide, un peu évasée d'en bas, montant à mi-jambe, ouverte sur le devant, et et pouvant se fermer comme une guêtre de chasseur, à l'aide de trois courroies et de trois boucles espacées le long de cette tige. Le fond du soulier est occupé par un large morceau de liége et par un tampon rempli de crin assez épais pour remplacer la perte du calcanéum et de l'astragale (voir le dessin sur la planche n° 2). Toute grossière qu'était cette bottine, elle atteignit de suite, en grande partie, le but que nous nous proposions: le malade marcha le premier jour sans éprouver beaucoup de douleur, mais avec le secours d'une canne, qu'il put supprimer dès le lendemain. Nous avions d'abord eu l'idée de briser le pied par une articulation artificielle près du talon, afin d'imiter les articulations naturelles et de faciliter la progression; loin de là, notre amputé nous pria de consolider la semelle du soulier, afin d'agrandir la base de sustentation.

Une forte plaque de fer ayant été placée sous le soulier, et fixée à la semelle, la marche en devint plus aisée, mais l'immobilité du soulier n'était pas parfaite. M. Charrière, d'après notre avis, et pour atteindre cette immobilité, a enlevé ce contre-fort en fer, et l'a remplacé par une bande du même métal, large d'un travers de doigt et disposée en forme d'étrier, de manière que le soulier ne pût entrer tout au plus que du tiers de sa longueur dans cet arceau ; les deux côtés de l'étrier, au lieu de se réunir en haut, restent ouverts, convergent vers le cou-de-pied, où ils se rapprochent considérablement pour s'écarter de nouveau, gagner le tiers inférieur de la jambe et s'y fixer en s'épanouissant, afin d'embrasser largement la bottine, et de ne pas blesser les parties molles sous-jacentes, ce qui arriverait si elles présentaient une insertion étroite.

Cet arc-boutant a un triple effet : le premier, de rendre le soulier immobile dans ses deux tiers postérieurs, et de fournir ainsi une large base de sustentation; le deuxième, de repousser le membre en arrière s'il avait tendance à se porter en avant; et le troisième, de faire supporter une partie du poids du corps au point de la jambe où les deux tiges de l'étrier arc-boutent, et de décharger d'autant le moignon. Inutile de dire que cette pièce de fer peut et doit être cachée dans l'épaisseur de la bottine. Voilà pourquoi elle n'est pas visible sur le dessin de la planche 2.

Notre amputé n'a pas encore fait usage d'autre chaus-

sure que de celle-ci ; mais aussitôt qu'elle aura besoin
d'être remplacée, nous en ferons confectionner une plus
élégante et moins lourde. Les dix à douze francs qu'elle
peut coûter en rendent le prix moins élevé que celui
d'une jambe de bois ordinaire.

Une objection nous a été faite par M. Bégin : « Votre
opéré, nous dit-il, ne pourra marcher avec sa bottine
sans se donner continuellement des entorses. » Il y a une
réponse bien simple : c'est, d'abord, que le pied n'existe
plus ; ensuite, que le col, partie étranglée et située au-
dessus du moignon, permet de fixer la bottine d'une
manière tout à fait immobile. L'expérience, du reste,
a démontré que cette objection n'était nullement fondée.

Ce militaire marchait déjà sur son pilon quand nous
avons entrepris une deuxième amputation tibio-tarsienne sur un soldat de la garde municipale qui portait
aussi une carie profonde du calcanéum et de l'astragale, par suite d'une entorse chronique dont la date
remontait à plus d'un an.

L'amputation avait été supportée avec un courage re-
marquable ; cette fois j'avais donné la préférence à la
torsion des artères sur la ligature.

Tout alla très-bien jusqu'au douzième jour ; la plaie
était vermeille ; la suppuration était de bonne nature et
peu abondante, parce que la réunion se faisait par première intention. La guérison nous semblait assurée, et
nous n'avions plus de crainte sur notre amputé. Le
treizième jour, il se dispute violemment avec un infirmier ; un fort accès de fièvre survient, accompagné
de frissons pendant six heures et de réaction très-forte
avec méningite et délire. Combattu par les saignées

locales permanentes et les réfrigérants sur le front, le délire ne cesse qu'après cinq jours. A cette époque, la suppuration, dont la source s'était tarie, reparaît; la plaie, qui était devenue sèche et grisâtre, reprend un meilleur aspect; mais une eschare linéaire se forme entre les parties qu'une cicatrice tendre réunissait; cette eschare tomba en peu de jours, sans nuire en rien au lambeau, et tout nous faisait encore espérer que notre malade guérirait. Je fis, à cette époque, une absence de deux jours. A mon retour, j'appris qu'une nouvelle dispute avait eu lieu avec un infirmier et une nouvelle méningite était survenue. Cette fois, ce pauvre amputé était trop faible pour subir un traitement antiphlogistique actif, et au bout de cinq jours, le vingt-cinquième après l'opération, il mourut. A l'autopsie, nous constatâmes que le moignon était dans de parfaites conditions de succès.

Les planches qui suivent sont destinées à répandre plus de clarté sur le texte qui précède, et à faire comprendre le procédé opératoire par nous mis en usage, ainsi que le résultat de l'opération. Ces planches ont été faites d'après nature, par notre célèbre dessinateur Jacob. Le tableau qu'elles représentent est tellement saisissant, qu'il eût été superflu de demander à notre plume un bien long commentaire.

La *Fig.* 1 de la *Pl.* n° 1 représente le moignon au moment où le pied vient d'être enlevé. Le lambeau antérieur, soutenu par le pouce et l'index, en tombant par son propre poids, va venir masquer les surfaces osseuses, et quelques points de suture fixeront les téguments et les tendons de la face dorsale du pied avec les téguments et le tendon d'Achille en arrière.

La *Fig.* 2 laisse voir le patron de la guêtre qui a été découpée sur le dos du pied : ce dessin était indispensable pour bien faire comprendre sa forme et les limites du lambeau. On voit avec quel soin il faut comprendre dans le lambeau toute l'épaisseur des parties molles de la face dorsale du pied, de manière à ne laisser en quelque sorte que le plan osseux.

La *Fig*. 1 de la *Pl*. n° 2 représente la cicatrice du moignon, dessinée six mois après l'opération. La cicatrice est linéaire, située en arrière et sur les côtés; elle fait défaut en avant, où la pression du poids du corps se fait le plus vivement sentir.

La *Fig*. 2 représente le moignon vu de face, quand le malade lui fait supporter tout le poids du corps : son collet étranglé fait comprendre la possibilité de fixer d'une manière solide les moyens prothétiques.

La *Fig*. 3 indique la position du membre dans la bottine, qui a été échancrée sur le côté pour laisser voir le talon en liége, le coussin situé entre ce talon et le moignon, et enfin, les rides et l'épanouissement de la partie du moignon qui pose sur le coussin. Cet épanouissement élargit la base de sustentation, et donne au moignon la forme d'un pied d'éléphant. Il n'a pas été possible de représenter ici la lame de fer en forme d'étrier qui embrasse la bottine vers le milieu du pied, et dont les deux montants viennent se fixer en avant et sur les côtés de la partie moyenne de la tige de cette bottine. Cette pièce joue un très-grand rôle pour faciliter la marche, ainsi que plus haut nous l'avons indiqué. Latéralement, on aperçoit les boucles et les courroies destinées à fixer la bottine.

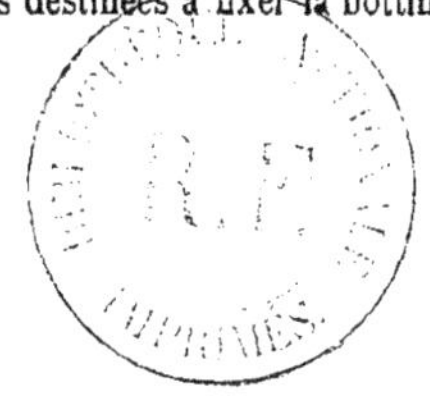

Fig.1.

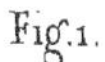

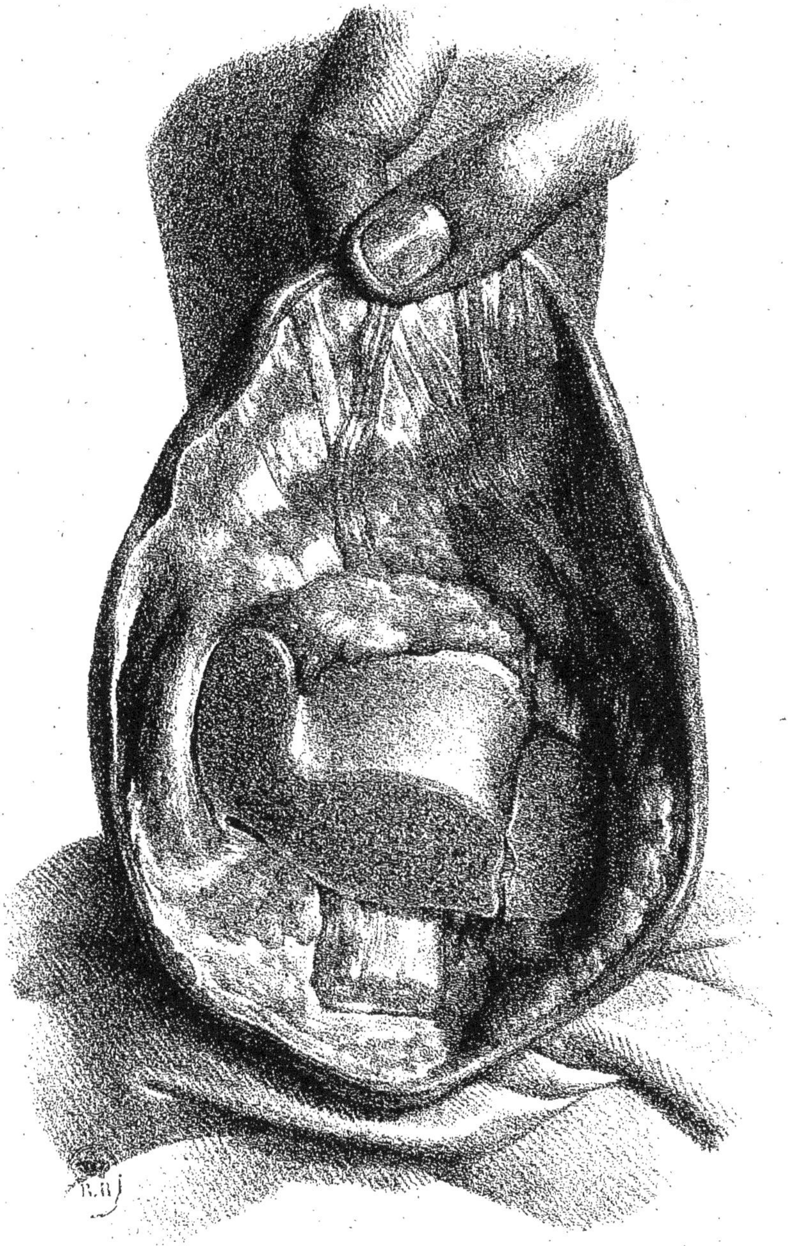

H. Jacob.

Imp. Lemercier, Benard et Cie

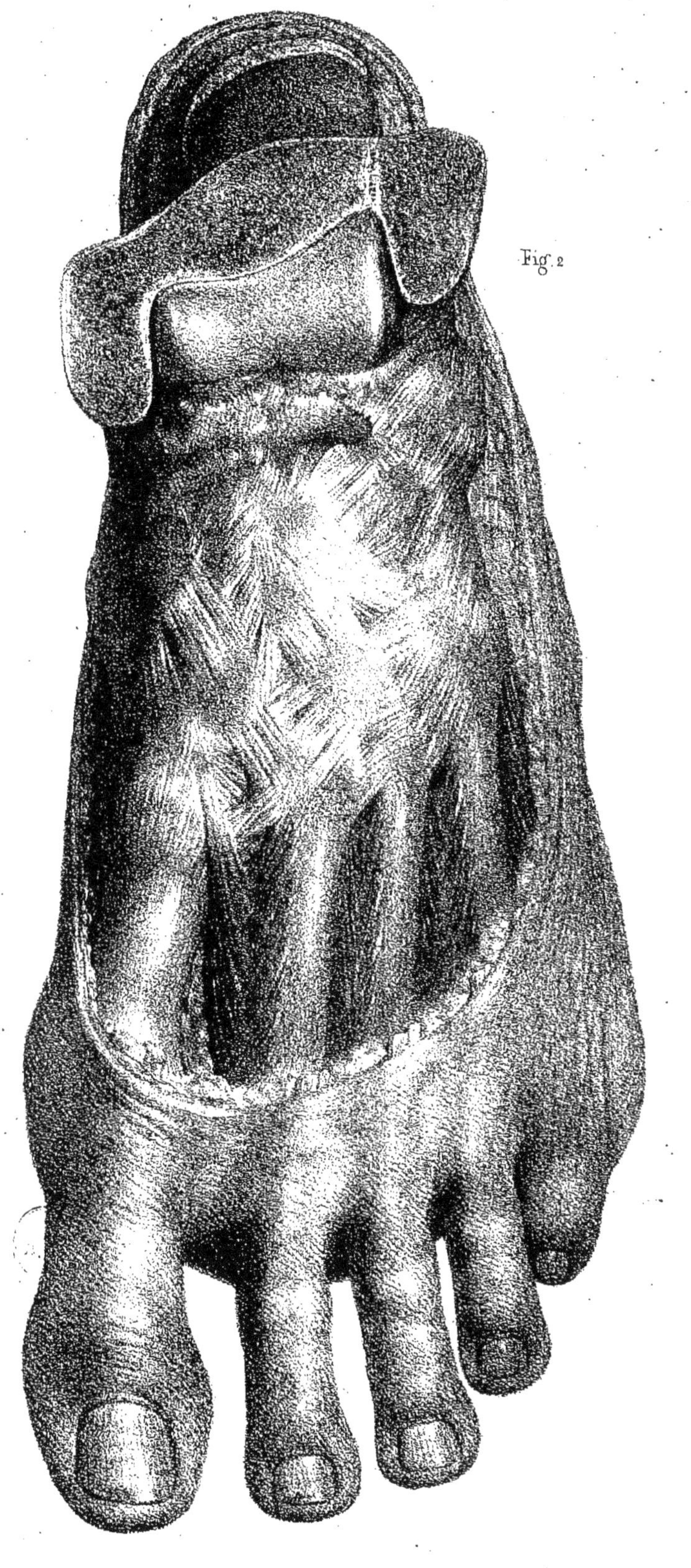

Fig. 2

D'après nat

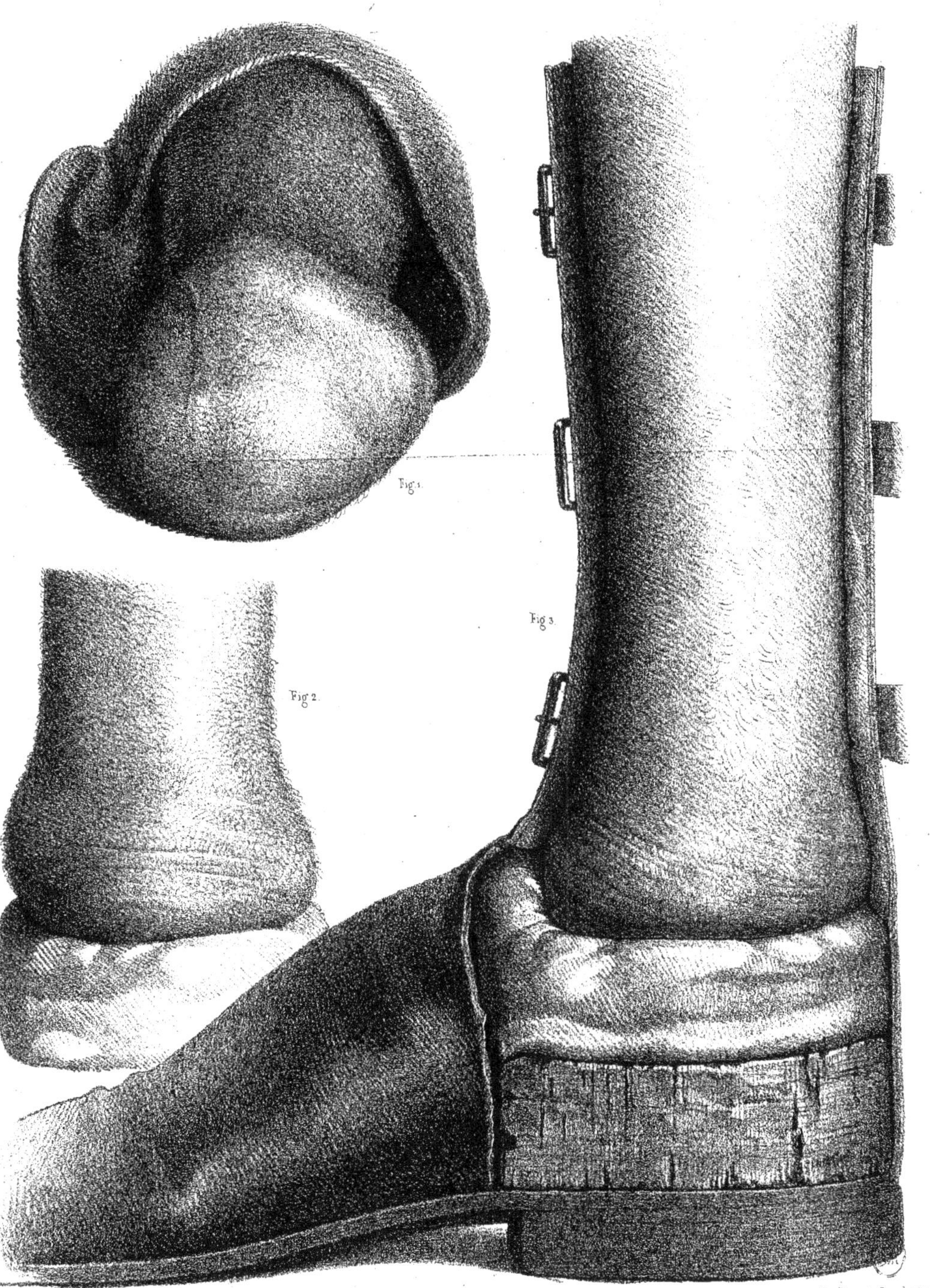

Fig. 1.
Fig 2.
Fig 3.

Ouvrages du même Auteur.

CLINIQUE DES PLAIES D'ARMES A FEU, 1839.
1 vol. in-8°. . . . .

RELATION HISTORIQUE ET CHIRURGICALE DE
CONSTANTINE, 1838, in-8° br. . . . .

RELATION HISTORIQUE DE L'EXPÉDITION DE
TAGDEMPT, 1841, in-8° br. . . . .

LEÇONS SUR LE STRABISME ET LE BÉGAIE-
MENT, faites à l'hôpital militaire du Gros-Caillou,
1841, 1 vol. in-8° de 130 pages, avec 2 planches. . . .

HYGIÈNE DES FEMMES NERVEUSES, ou Conseils
aux femmes pour les époques critiques de leur vie,
par le docteur Édouard Adam, auteur du Traité de
philosophie médicale, 1 vol. grand in-18 de 340 pages. . 4 50 c.

IMPRIMERIE DE BEAULÉ ET TURPIN, RUE SAINT-BERNARD, 24.
Batignolles.

www.ingramcontent.com/pod-product-compliance
Ingram Content Group UK Ltd.
Pitfield, Milton Keynes, MK11 3LW, UK
UKHW021707130726
13696UKWH00004B/1676